AF590070

RÉFLEXIONS

SUR

LA TRAITE DES NOIRS.

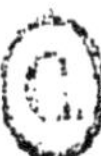

DE L'IMPRIMERIE DE PILLET AINÉ,
rue des Grands-Augustins, n. 7.

RÉFLEXIONS

SUR

LA TRAITE DES NOIRS,

Par Mr L. E.

La vérité, quand même!.....

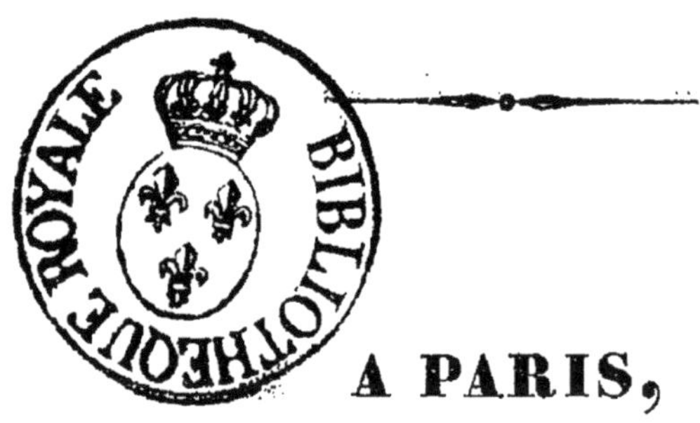

A PARIS,

CHEZ PILLET AINÉ, IMPRIMEUR-LIBRAIRE,

ÉDITEUR DU VOYAGE AUTOUR DU MONDE,

De la collection des Mœurs françaises, anglaises, italiennes, etc.,

RUE DES GRANDS-AUGUSTINS, N° 7.

1828.

RÉFLEXIONS

SUR

LA TRAITE DES NOIRS.

Notre but n'est point de chercher à prouver par des raisonnemens captieux que, si la traite des noirs n'avait pas existé, il faudrait la créer. Nous voulons seulement montrer tout le mal que produit l'exagération dans laquelle on est tombé à cet égard, et combien il est urgent de ne point tenir plus long-tems à un système dont les effets sont si différens de ce que l'on suppose.

Nous savons combien il est difficile de se faire entendre lorsqu'on plaide pour la continuation de la traite; et nous garderions le silence, si nous n'étions pas profondément convaincus que la suppression de la traite fût entièrement contraire à la justice et à l'humanité.

La plus franche impartialité nous guide. Nous avons cherché à rendre notre opinion indépendante de tout système, et à lui faire suivre, mais non pas devancer, les pas d'un siècle qui, dans sa marche ferme et lumineuse, doit nécessairement entraîner de force ceux qui voudront lui opposer une barrière.

La suppression de la traite se présente sous deux points de vue également importans. L'un, qui est le plus avoué et le plus direct, est la cessation même de ce commerce ; l'autre, que l'on ne prend pas beaucoup de peine à cacher, c'est qu'on la considère comme un acheminement à l'abolition de l'esclavage dans les colonies. On espère que ce premier pas fait, on arrivera plus aisément à l'émancipation des esclaves.

Nous essaierons de démontrer que, sous l'un et l'autre rapport, on s'écarte des principes et de l'humanité.

On s'écarte des principes lorsqu'on viole des propriétés acquises à l'ombre des lois. Celles qui régissent les colonies existent depuis leur origine : c'est sous leur protection que les colons ont défriché des terres incultes ; c'est sous leur protection qu'ils les ont peuplées à leurs frais par le moyen d'un commerce non-seulement permis, mais favorisé, mais encouragé par les primes que donnait la métropole.

Leurs propriétés sont donc aussi sacrées, aussi inviolables qu'aucune de celles qui existent.

Les lois ne peuvent pas avoir excité de tous leurs moyens la création des propriétés coloniales et détruire ensuite ces propriétés : il y aurait absurdité de le penser. Aujourd'hui surtout, que le principe de la propriété est devenu plus sacré que jamais, et qu'il vient de recevoir une nouvelle consécration par la loi de l'indemnité, on ne peut plus espérer d'attenter gratuitement aux droits des propriétaires colons.

Français aussi, ils sont sous la même égide que le reste des citoyens français, et la loi qui les dépouillerait en tout ou en partie ébranlerait les droits de tous.

L'abolition entière ou partielle de l'esclavage est cette violation manifeste de la propriété coloniale ; et ici nous plaçons sur la même ligne une abolition *totale* et une abolition *mitigée*, parce que pour qui connaît les colonies, *c'est tout un*.

Une abolition partielle serait pour ceux qui la provoqueraient une sorte d'hypocrisie, bien sûrs qu'ils seraient qu'elle doit bientôt amener la chute de tout le système colonial ; car elle serait dans les colonies le signal immédiat d'un bouleversement.

Nous supposons que personne ne soit assez ignorant dans cette matière pour ne pas savoir que l'abolition de l'esclavage serait la ruine totale des propriétés coloniales. A la perte du prix de l'esclave il faudrait joindre celle de toutes les terres des colonies et de tous les établissemens de manufactures : car que faire d'une terre sans cultivateur ? nous ne nous arrêterons pas à démontrer ces vérités, elles sont incontestables pour quiconque a jamais entendu parler seulement des colonies.

Mais de quel droit un ministre, une législature même viendraient-ils, dans l'intérêt seul d'un système, ravir la propriété à qui l'a acquise sous la protection des lois ? Il faudrait, préalablement à tout, acheter les noirs, acheter la terre et les établissemens de manufactures. Alors on pourrait se livrer sans scrupule à un beau mouvement de générosité ; émanciper les esclaves, et essayer s'ils sont déjà prêts pour l'*état de civilisation* auquel tous les peuples sont destinés, mais pour lequel chacun a une époque marquée.

Mais après avoir calculé ce que coûterait une semblable acquisition, il est impossible qu'un gouvernement sage ne s'arrête pas devant l'idée de ruiner à la fois ses finances et le commerce national. C'est un pas qu'il est impossible de franchir ; et nous osons espérer que tant que la France sera régie par un gouvernement régulier, il ne sera pas franchi.

Pourquoi donc ces déclamations sans cesse renaissantes qui troublent, sans résultat utile, la tranquillité des colonies ? Pourquoi persister dans le système de la suppression de la traite, qui n'a été imaginée que pour parvenir au grand résultat d'une émancipation que personne n'a le droit de prononcer qu'en en payant tous les frais ?

Si la prévention qui existe contre la traite est si forte et si répandue, c'est qu'elle est basée sur des calomnies et des erreurs calculées exprès pour entraîner des juges qui ne se doutent pas du tout du fond de la question. Cette lutte paraît aussi d'autant plus importante qu'on a bien soin, en tout ce qui la concerne, de caresser insidieusement l'esprit du jour qui s'irrite d'autant plus facilement contre ce commerce, qu'on laisse supposer que son abolition doit amener un événement qui sera le triomphe des idées généreuses du siècle.

Oui, sans doute, ce triomphe pourrait acquérir une grande gloire aux vainqueurs, si c'en est une de faire verser des larmes et du sang.

Ce degré de gloire, quel qu'il fût d'ailleurs, pourrait-il jamais effacer le repentir qui ne manquerait pas de le suivre ?...

Tandis qu'on croit travailler à l'amélioration du sort de la race noire, on court à un but opposé, et c'est sur elle en définitif que retomberont nécessairement tous les efforts de ses maladroits amis. C'est ainsi, comme nous allons le faire voir, que l'on s'écarte de l'humanité.

D'abord, l'intérêt que le colon a évidemment à la conservation de ses nègres est une garantie qu'il en a toujours eu les plus grands soins ; et nous voyons que l'on n'essaie de prouver le contraire que par des sophismes qu'une simple réflexion doit renverser, et qui ne valent pas la peine d'être combattus ici.

Mais un des moyens qui étaient au pouvoir du colon de soulager efficacement ses nègres lui a été ravi : il ne peut plus remplacer l'esclave qui lui manque, d'où il résulte des inconvéniens graves qui retombent directement sur les noirs mêmes. Par exemple, les colons, réduits aujourd'hui à ne pas avoir la quantité de nègres qu'il faudrait pour leur culture, ne peuvent plus en distraire; de là, les habitations que l'on assainissait chaque jour par des travaux pénibles, lorsque la force des ateliers permettait d'y consacrer des bras, se couvrent aujourd'hui de lâgons, de marais et de marigots, qui portent dans les ateliers de certains quartiers les maladies et la mort; en sorte que de la rareté actuelle des bras doit résulter la dépopulation toujours croissante des nègres.

L'abolition de la traite a encore donné lieu à l'accroissement d'un fléau qui, depuis quelque tems, fait les plus grands ravages parmi les nègres; nous voulons parler des *empoisonnemens*, vice inhérent en quelque sorte à la race africaine, importé avec les premiers noirs des colonies, affaibli dès long-tems par le régime paternel qui les gouvernait, mais réveillé avec fureur depuis que les idées nouvelles se sont répandues parmi les noirs.

Il est remarquable que c'est depuis l'abolition de la traite que les empoisonnemens ont fait les plus affreux ravages dans les ateliers. Les malfaiteurs y ont vu le gage des intentions de la métropole de les appeler à l'état de liberté dont jouissent les peuples européens; dans la persuasion que leurs maîtres seuls s'opposaient à cette émancipation, l'espoir de fatiguer ceux qu'on est parvenu à leur faire envisager comme ennemis, leur a mis dans les mains cette arme terrible dont ils font usage contre les animaux, contre leurs compagnons, leurs parens, et contre leurs maîtres.

Un mot suffit pour apprendre à distinguer ces désordres de l'esprit de vengeance que l'oppression et une condition désespérée dictent souvent au cœur de l'homme : c'est que ce vice est pratiqué, presque exclusivement, par les noirs les plus heureux des ateliers ; par ceux que la confiance ou l'amitié de leurs maîtres ont appelés aux premiers postes des habitations, et dont le sort est un objet d'envie pour leurs camarades.

La raison en est évidente. Ils imaginent qu'il n'y a plus qu'un pas à faire pour hâter la ruine des propriétaires actuels et la destruction du système colonial, certains qu'eux seuls seront appelés à occuper la place de leurs maîtres. Leur position actuelle à la tête des ateliers est à leurs yeux une garantie de cette espérance.

Ainsi, la suppression de la traite compte déjà plus de victimes que la longue durée de l'esclavage !

Voilà le fruit de ces erreurs déplorables qui désorganisent en voulant améliorer, et font périr misérablement ceux qui, auparavant, vivaient heureux de leur sort; et cela, comme a dit un écrivain dont l'opinion, tout-à-fait libérale, est aussi sage que sincère: « Lorsque » la population toujours croissante des colo- » nies, l'extension graduelle de leurs relations » avec l'Europe, ainsi que l'acceptation de ses » mœurs introduisaient et fortifiaient conti- » nuellement, chez le colon, l'amélioration de » sa manière d'être envers un esclave: le maî- » tre était sans peur et sans reproche, l'esclave » sans crainte et sans danger. »

Tel est effectivement le changement que les mœurs avaient opéré et qu'elles propageaient dans les colonies. Il fallait les laisser faire et s'en tenir là; elles auraient amené insensiblement et plus rapidement qu'on ne pense, toutes les améliorations sagement praticables dans le régime colonial. Le nouveau système qui en serait résulté, venu sans secousse, eût été solide comme tout ce qui est le produit du tems, des mœurs et de la force des choses.

Mais loin de là, les imprudens amis des noirs ont, par leurs suggestions, aigri et armé les nègres contre leurs maîtres, et ils ont forcé ces derniers à se tenir en garde contre tout changement dans l'ordre actuel. Ils ont prémuni les maîtres contre le penchant qu'ils avaient à améliorer le sort de leurs esclaves. Ils ont donc, sans le vouloir, apporté l'obstacle le plus puissant à un état plus heureux pour le nègre et plus florissant pour les colonies.

Ceux qui se sont déclarés contre la traite se servent, pour la combattre, d'argumens tirés des faits qui résultent de la suppression de la traite même, et qui n'existaient pas avant cette prohibition.

Ils répandent, par exemple, que sur de très-petits bâtimens les nègres sont entassés les uns sur les autres dans une cale où l'air fétide leur occasione des maladies souvent mortelles; que la nourriture, l'eau, et en général tout ce qui leur serait nécessaire, manquent presque toujours à bord de ces navires, ou ne s'y trouvent qu'en quantité insuffisante.

S'il en est ainsi, nous en gémissons les premiers; mais qui produit ce mal? c'est précisément la suppression de la traite qui, exposant ceux qui s'y livrent à de nombreux inconvéniens, les force à employer des bâtimens d'une marche supérieure, c'est-à-dire, des bâtimens fins et légers, par conséquent d'une faible capacité : les oblige d'y entasser la plus grande quantité de nègres possible, afin de se dédommager des frais considérables d'armement et des risques qu'ils courent.

Jadis il n'en était pas de même.

La loi autorisait ce commerce, mais son œil vigilant et l'humanité y présidaient et le suivaient partout.

Le transport des noirs se faisait de la même manière que celui des troupes. Un navire de tant de tonneaux ne pouvait prendre que tant de nègres. Les hommes, les femmes et les enfans étaient séparés; il leur était permis de respirer un air pur sur le pont pendant le jour. Le navire ne pouvait s'expédier qu'avec une telle quantité de vivres et d'eau, un ou deux chirurgiens, une pharmacie complète et un équipage assez nombreux pour maintenir l'ordre et la discipline, sans avoir besoin, excepté dans des cas graves, de recourir aux moyens répressifs.

Ce n'est donc que dans l'obligation où la suppression de la traite a mis ceux qui l'ont faite depuis, de la pratiquer en ne calculant que leurs intérêts seuls, que l'on puise aujourd'hui les couleurs dégoûtantes sous lesquelles on représente ce commerce.

Il faut donc, si l'on veut discuter franchement cette question, ne pas employer contre la traite des argumens qui sont au contraire tirés de la suppression de la traite. Il ne faut point alléguer contre elle des exemples qui n'ont lieu que *depuis* et *parce que* la traite est supprimée.

Quant au tort que l'on prétend que la traite porte à l'état civil et politique des nègres, c'est une absurdité qui n'a point de nom. Il suffit, pour se convaincre que leur extraction de leur pays natal leur est plus profitable que nuisible, de se rapporter plutôt à ce que disent les voyageurs véridiques, qu'aux erreurs créées chaque jour exprès pour empêcher la lumière de la vérité de jèter son éclat sur la question.

En Afrique, que sont les nègres, et surtout ceux qui s'exportent pour les colonies? les esclaves de maîtres noirs comme eux, qui sont si éloignés de la plus mince civilisation, qu'ils sont la plupart des antropophages. Ces malheureux vassaux sont le plus souvent destinés, s'ils ne peuvent servir de moyen d'échange, à assouvir la faim homicide de leurs maîtres, à alimenter les bûchers dans les barbares holocaustes de ces peuples cruels et stupides, ou enfin, à sacrifier leur vie à la colère ou aux plaisirs de ces chefs inhumains. Une chose à remarquer, c'est que, chez le nègre, la religion, les plaisirs, l'amour, la haine, la colère, la faim et la soif demandent toujours des victimes et du sang.....

Lorsque vous aurez civilisé ces hordes sauvages, la traite pourra paraître barbare. Mais quand ces réprouvés écouteront-ils les paroles de l'Evangile? quand comprendront-ils, chez eux, les avantages de l'éducation, de la civilisation, d'un gouvernement même, fût-il inventé par vous exprès pour eux?..... Hélas! autant vaudrait-il prêcher ces belles maximes aux tigres qui habitent aussi leurs forêts, et qui, comme eux, ne peuvent s'apprivoiser que quand on les en retire.

Voici un fait arrivé il y a peu de tems, et qui prouve le peu de succès obtenu par l'Angleterre dans *l'apprivoisement* de ces sauvages.

Les Anglais s'emparèrent d'un noir qui venait de commettre un crime, et le traduisirent dans toutes les règles devant un tribunal établi à Sierra-Léone, à l'instar de ceux de la Grande-Bretagne.

Lorsque l'accusé fut introduit devant les juges, on lui fit demander par un interprète si, parmi ces graves personnages, ministres de la justice, mais tous d'ailleurs ses amis et ses protecteurs, il ne se trouvait personne qu'il voulût récuser.

L'interprète fatigué de ne pouvoir lui faire comprendre ce que c'était que récusation, on convint de lui demander, en lui montrant individuellement chaque juge, si cet homme lui convenait. A plusieurs il répondit qu'il n'en voulait pas. Enfin, arrivé au président de ce grave tribunal qui était un anglais bien nourri, bien gras, vrai *roust-beef* dans la force du terme : « Et Monsieur, demanda-t-on à l'accusé, qu'en dites-vous? » Après l'avoir examiné d'un air de contentement qui flattait fort notre philanthrope : « Pour celui-là, répondit-il, je le mangerais bien. » On eut beau faire, on ne put jamais en tirer autre chose.

Les Anglais, en rapportant ce fait, ont paru honteux du résultat de toutes leurs tentatives pour la civilisation de l'Afrique.

Eh bien! ce même noir, rendu aux Antilles, saurait dans moins de six mois parler la langue du pays, connaîtrait la différence qui existe entre le bien et le mal, et saurait qu'on ne peut, sans commettre un grand crime, mettre ni juge ni personne à la broche. Il aurait un jardin, des volailles; il sentirait le besoin de se vêtir et travaillerait pour se procurer les mêmes moyens et les mêmes jouissances que les autres nègres. Insensiblement il finirait par se reprocher les crimes commis par lui dans un pays, et se laisserait fléchir par le besoin d'en demander pardon à l'Etre suprême, qu'il aurait appris à craindre.

C'est ainsi que peu à peu les noirs importés dans les colonies, de vrais sauvages qu'ils étaient, deviennent à la fois des hommes et des chrétiens.

Votre système va donc entièrement contre le but que vous vous proposez; vous voulez le bonheur de la race noire, et vous lui en fermez le chemin; vous la refoulez dans un pays où elle n'a jamais connu que l'état le plus sauvage, le plus barbare; le despotisme le plus sanglant et l'esclavage le plus misérable et le plus dégradé...

Car enfin, quelque exagéré que l'on soit, on ne peut nier que le sort des noirs dans les colonies ne soit bien plus heureux que dans le pays qui les a vus naître, où il est bien reconnu qu'ils sont tenus, comme nous l'avons déjà dit, dans un esclavage plus que barbare qui, les maintenant à jamais dans l'abrutissement, ne peut être sans une coupable exagération préféré au traitement qu'ils éprouvent dans les colonies. Là, protégés par des lois équitables, entourés de soins multipliés de maîtres ou plutôt de patrons intéressés à leur conservation, ils s'acheminent par le travail, et suivant leurs moyens intellectuels, dans la noble carrière de la civilisation; là enfin, ils ne connaissent au fait qu'une discipline juste et sage qui est loin d'être sévère comme celle exercée envers nos troupes, et par conséquent infiniment plus humaine que celle tout-à-fait révoltante adoptée dans l'armée anglaise.

Dans la question actuelle, si l'on veut se former une idée juste des choses, il ne faut pas comparer l'état des noirs des colonies avec les blancs en Europe, mais il faut comparer leur sort en Afrique avec leur sort dans les colonies.

S'il fallait énumérer tous les maux qui sont résultés du système anti-colonial, inventé cependant dans leur intérêt, dit-on, et auquel se rattache la suppression de la traite, on étonnerait beaucoup leurs prétendus amis. Nous citerons pourtant comme un des effets les plus directs de ce nouveau système la suppression presque absolue des affranchissemens, parce qu'elle dérive nécessairement et inévitablement de la suppression de la traite et des tentatives multipliées des philanthropes pour améliorer la condition des nègres.

Les menées et les discours des prétendus amis et protecteurs des noirs, jetant alternativement dans le cœur des maîtres et des esclaves une très-grande agitation, désespèrent les uns, soulèvent les autres et les découragent tous.

Avant ces controverses dangereuses, les colons regardaient leurs affranchis comme des gens sur la fidélité et le dévouement desquels ils devaient et pouvaient compter, et ces sentimens existaient réellement chez ceux-ci comme le gage de leur reconnaissance. Aujourd'hui, ce nouveau système ayant tourné cette classe contre ses maîtres, les blancs, pour ne pas augmenter le nombre de leurs ennemis, sont non-seulement devenus avares d'affranchissemens, mais se sont tout-à-fait interdit cet acte de bienfaisance, qu'ils pratiquaient autrefois peut-être trop libéralement. Les choses en sont venues au point que le maître qui voudrait se livrer au penchant de son cœur, en affranchissant son esclave, croirait aujourd'hui faire un acte hostile à son pays ; il ne le fait pas, et c'est une obligation que l'esclave a à ses amis d'outre-mer.

La suppression de la traite, qui n'est qu'une partie du même système, s'est jointe aussi à la cause que nous venons de signaler pour suspendre la générosité qu'exerçaient les colons envers leurs esclaves; car il serait impossible de remplacer le noir à qui son maître voudrait aujourd'hui accorder la liberté. Dans l'impossibilité de le faire, il reste esclave, et c'est encore une obligation qu'il a à ses prétendus amis.

On peut entrevoir dans ce que nous venons de dire une vérité qui certes ne s'est pas présentée aux amis des noirs, c'est que l'esclavage, tel qu'il est dans les colonies, est un état intermédiaire entre l'esclavage d'Afrique, le plus barbare de tous, et la liberté. C'est qu'il est, pour ainsi dire, la filière par où doivent passer les races africaines pour arriver à l'état de civilisation. Les amis des noirs ont donc agi directement contre le but qu'ils se proposaient en appelant de leurs vœux la suppression de la traite.

Si, au lieu de répandre parmi les noirs le

levain perfide de l'aigreur et du mécontentement, au lieu de jeter dans leurs cœurs les espérances que vous n'avez pas le droit de leur donner, et qui y font germer les idées les plus funestes; si, au lieu de vouloir parvenir à votre but par un système qui n'est fondé, au fait, que sur le meurtre et la rébellion, vous vouliez servir utilement la cause des noirs, à laquelle nous nous intéressons autant que vous, vous agiriez d'une manière tout opposée.

Il faudrait d'abord rassurer les colons sur le présent et sur l'avenir : car, persuadez-vous bien que vous n'arriverez à un résultat vraiment philanthropique que *par eux*, et que *sans eux* vos efforts n'aboutiront qu'à la ruine des colonies.

Rassurés sur l'avenir, ils se rapprocheront de vous autant qu'ils s'en éloignent aujourd'hui ; vous les verriez concourir avec vous à améliorer le sort des noirs, parce que les améliorations seraient sans risques.

Leur degré de confiance en vous serait égal à celle que vous leur témoigneriez. Vous les trouveriez plus disposés que vous à faire tout ce qui tendrait à rendre les esclaves plus heureux.

Respectez et raffermissez les lois utiles au maintien de la discipline et à la conservation des colonies, ils iront au devant de vous pour atténuer celles qui sont susceptibles d'être modifiées.

N'innovez pas sans utilité, ils seront justes.

Parlez le langage de la vérité et de l'équité, ils vous comprendront.

Alors, marchant de concert vers un but louable, le résultat de vos justes sollicitudes sera tout à l'avantage de l'humanité et de la civilisation ; et loin d'avoir un jour à conjurer l'orage que vous amoncelez sur toutes les têtes, vous serez bénis par toutes les classes qui habitent le sol des colonies.

Cependant, ce qui devrait excuser à nos yeux la secte des amis des noirs et des détracteurs de la traite, c'est l'indifférence apparente que le gouvernement semble mettre dans tout ce qui peut avoir rapport à ce sujet : indifférence qui, nous en sommes persuadés, ne provient que du besoin qu'il éprouve lui-même d'approfondir cette grande question; et nous demeurons convaincus que, sans cela, il eût déjà, dans l'intérêt de la vérité, dissipé les erreurs qui aveuglent tout le monde.

Si nous avions une autre idée des représentans du Roi, loin de chercher à les éclairer de nos faibles lumières, car tout alors serait perdu, nous nous contenterions de gémir sur les maux présens, et nous demanderions au ciel de ne pas nous rendre témoins de l'avenir!

C'est à tort que quelques personnes veulent encourager les erreurs que nous signalons, en citant ce que fait l'Angleterre à l'égard de ses colonies. D'abord, ce serait dans tous les cas, en perdant les nôtres, une consolation bien peu nationale. Ensuite, il faut pour croire à un tel langage ignorer totalement que le but qui fait agir ainsi l'Angleterre est d'éviter précisément ce que les amis des noirs disent qu'ils cherchent.

C'est en effet dans la raison même alléguée dans le tems par le cabinet britannique contre la traite que l'on pourait puiser, dans l'intérêt de la civilisation et de l'humanité, la meilleure preuve possible de la nécessité de la rétablir, car les Anglais ne l'ont supprimée que parce qu'ils ont pensé que l'extraction prolongée des noirs de la côte d'Afrique finirait par les répandre en trop grand nombre dans les colonies, et surtout sur le continent d'Amérique, où ils s'étendraient dans une proportion telle qu'à la longue, les deux couleurs finissant par se confondre, cette fusion deviendrait générale et gagnerait l'Europe, où elle finirait par altérer la couleur et le caractère des peuples.

A ce motif avoué par les Anglais s'en joint un autre de la plus haute politique et qu'ils se gardent bien d'exprimer. La nation américaine est pour l'Angleterre une rivale qui devient de jour en jour plus redoutable. Elle n'a rien à désirer du côté du territoire et de l'activité, ni du côté de la population qui se met toujours en équilibre avec les moyens de subsister. Il ne lui manque pour balancer la puissance politique de l'Angleterre que des richesses et *des colonies.*

Ces deux grands moyens de prosperité sont à ses portes; des écrivains ont même depuis long-tems annoncé que les Etats-Unis, par l'avantage de leur position, devaient tôt ou tard devenir les possesseurs de l'Amérique; l'Angleterre le sent, et elle ne veut abandonner à sa rivale que *des colonies ruinées* et *bouleversées.* La possession de l'Inde balancera d'ailleurs chez elle la perte de ses établissemens d'Amérique. Mais, pour la France, où serait le dédommagement ?...

Nous citerons en finissant l'opinion d'un

publiciste bien connu. Voici comment l'abbé de Pradt s'exprime sur les colonies et les noirs (1):

« Les colonies et les nègres. — Point de nègres, point de colonies. Le moyen terme » n'existe pas.

» Quelle que soit la rigueur de cette conclusion, ce n'est pas de la terre qui est couverte de ses effets bienfaisans que peuvent » s'élever des cris contre elle. Ce n'est pas de » la terre qui supporte les conscriptions, les » réquisitions, la presse, les engagemens à vie, » des armées permanentes; de la terre qui voit » chaque année passer par les armes des milliers » de ses enfans en pure perte pour elle comme » pour eux, tandis que l'esclavage pourvoit à » son opulence et à la subsistance du nègre. » Non, ce ne peut être d'une pareille terre que » doivent partir des cris fastueusement accusateurs contre l'esclavage. Le zèle qui veut avoir » l'air de les produire seul trouverait sur elle-même assez d'autres sujets pour s'exercer. » Surtout, qu'on évite de *bouleverser le tout* » *pour redresser la partie*, ce qui arriverait infailliblement quand ce redressement,

(1) *Les trois Règnes des Colonies.*

» nécessaire peut-être en lui-même, ne serait
» que le renversement subit d'une multitude de
» rapports préexistans qui le font appartenir
» au tems, à tous les ménagemens de la pru-
» dence et aux tempéramens qu'exige une ex-
» cessive complication d'intérêts. »

FIN.

www.ingramcontent.com/pod-product-compliance
Ingram Content Group UK Ltd.
Pitfield, Milton Keynes, MK11 3LW, UK
UKHW012129240726
13965UKWH00005B/2058